Rezepte Ohne Kohlenhydrate

- Low Carb Frühstück -

Das Kult-Kochbuch von
Charlotte Hunger

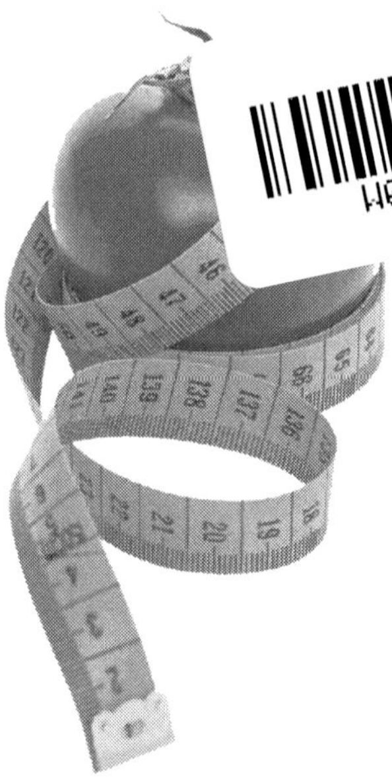

vera

ISBN-13: 978-1502703613
ISBN-10: 1502703610

100% Low Carb

Der ewige Kampf gegen die lästigen Kilos gehört für viele von uns zum Alltag. Beinahe täglich hören und lesen wir von neuen Diäten, die uns das Blaue vom Himmel versprechen. Dabei sind die meisten dieser Diäten viel zu einseitig, viel zu ungesund und bringen langfristig keinen Erfolg. Und das ist es doch, was wir wollen...

Erfolgreich abnehmen und langfristig schlank bleiben!

In diesem Buch werde Ihnen Schritt für Schritt das Thema *Low Carb* näherbringen und zeige Ihnen:

- Über 40 köstliche Low Carb-Rezepte
- Inklusive aller Nährwerte
- Viele persönliche Tipps & Tricks
- Eine umfangreiche KH-Tabelle

uvm.

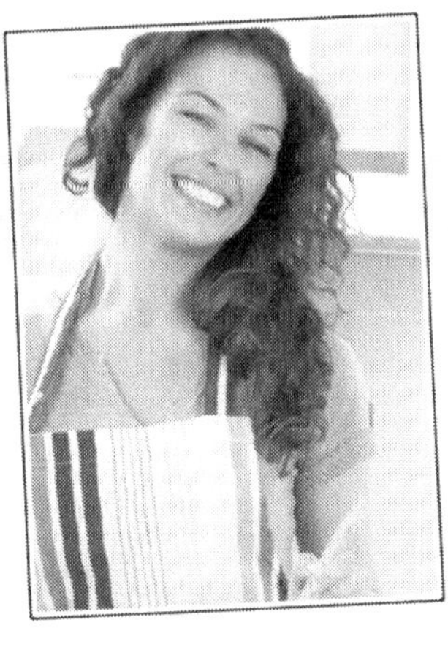

Ihre Charlotte Hunger

Über die Serie

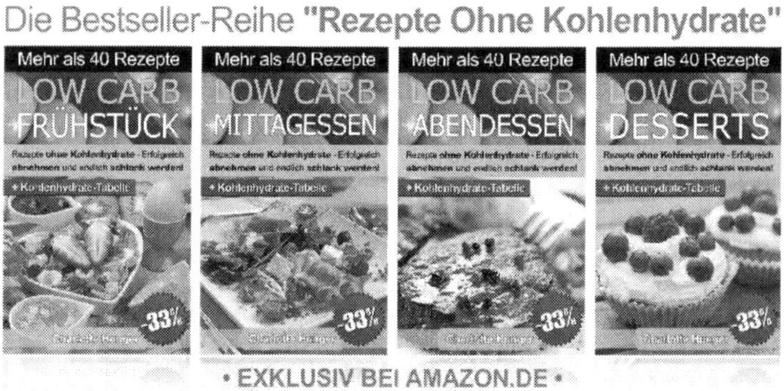

Die Kochbuch-Serie *Rezepte Ohne Kohlenhydrate* von Charlotte Hunger ist 2014 erschienen und dominiert seitdem die Amazon Charts. Mit insgesamt über 150 Rezepten zählt sie zu einer der umfangreichsten Kochbuch-Serien im deutschsprachigen Raum und ist der ideale Begleiter für Ihre Low Carb-Diät.

Noch nicht genug?

Die komplette Serie gibt es jetzt auch als **4 in 1-Taschenbuch**. Dabei sparen Sie über 50% im Gegensatz zum Kauf der einzelnen Bücher.

Auch im Web!

Diskutieren Sie auf Facebook mit Charlotte Hunger und über 4.000 Mitgliedern über Low Carb.

facebook.com/RezepteOhneKohlenhydrate

Inhalt

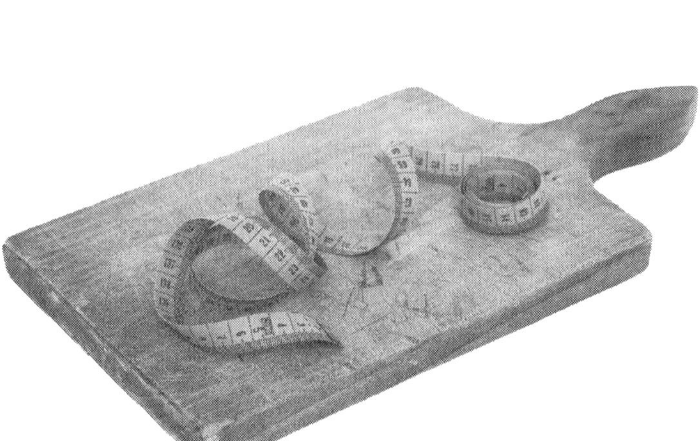

2. Die Low Carb-Philosphie

Im folgenden Kapitel finden Sie grundlegende Informationen zum Thema *Low Carb*. Keine Angst, Sie müssen kein Experte sein, um das Prinzip hinter *Low Carb* zu verstehen und erfolgreich umzusetzen. Dieses Buch eignet sich sowohl für Einsteiger, als auch für Fortgeschrittene.

2.1 Was ist Low Carb?

Low Carb ist eine Ernährungsform und zeichnet sich durch eine reduzierte Aufnahme von Kohlenhydraten aus. Die Hauptbestandteile der Low Carb-Küche sind gesunde Fette und Eiweiße. Auf dem Low Carb-Speiseplan stehen vor allem Fisch, Fleisch, Gemüse, Nüsse, Salate, Öle sowie magere Milchprodukte. Auf Lebensmittel wie Kartoffeln, Brot, Reis und Nudeln sollten Sie in Zukunft weitestgehend verzichten.

Der Gedanke hinter Low Carb ist durch eine kohlenhydratarme Ernährung den Blutzuckerspiegel möglichst konstant zu halten, damit der Fettabbau ungehemmt funktionieren kann. Neben der Gewichtsreduktion beugt eine Low Carb Ernährung auch vielen Zivilisationskrankheiten vor und fördert den Muskelaufbau.

2.2 Unterschied zu herkömmlicher Diät

Während herkömmliche Diäten meist sehr einseitig sind und nur über einen bestimmten Zeitraum angewendet werden, geht es bei einer Low Carb-Diät um eine dauerhafte Umstellung der Ernährung. Somit wird der allseits bekannte *Jojo-Effekt* vermieden. Ich persönlich habe die Erfahrung gemacht, dass ich mich bereits zwei Wochen nach der Umstellung auf Low Carb spürbar wohler und leistungsfähiger gefühlt habe. Außerdem musste ich mich nicht mit Hungergefühlen rumplagen, wie es bei meinen vorherigen Diät-Versuchen oft der Fall war. Satt werden ist bei Low Carb ausdrücklich erlaubt!

2.3 Low Carb vs. No Carb

Bei einer No Carb-Diät werden jegliche Kohlenhydrate vom Ernährungsplan gestrichen. Die Hauptenergieträger sind somit ausschließlich Fette und Eiweiße. Hauptnahrungsmittel sind Fleisch, Meeresfrüchte, Eier, Käse, Fette und Öle (Sahne, Schmalz, Butter). Selbst kleinere Mengen an Kohlenhydraten sind bei einer No Carb-Diät absolut tabu und eine ärztliche Überwachung des Blutzuckerspiegels ist dringend zu empfehlen. Viele Lebensmittel auf die man während einer No Carb-Diät verzichtet, enthalten außerdem wichtige Vitamine und Mineralstoffe, auf die der Körper ebenso verzichten muss. Diese Vitamine und Mineralstoffe lassen sich nur durch Nahrungsergänzungsmittel zuführen. Bei starkem Übergewicht ist eine No Carb-Diät zwar sehr effektiv, doch von einer dauerhaften Ernährungsumstellung auf No Carb ist dringend abzuraten. Empfohlen wird daher die sinnvollere und wesentlich gesündere Mischung aus Low Carb-Gerichten am Tag und No Carb-Gerichten am Abend. Dieses Prinzip habe ich übrigens auch bei den Rezepten in meiner Buch-Serie berücksichtigt.

2.4 Stevia – Ein pflanzlicher Süßstoff

Die meisten Diäten bzw. Ernährungsformen basieren auf dem Verzicht von bestimmten Lebensmitteln und sind darum einseitig und ungesund. Langfristig fällt das Durchhalten einer solchen Diät schwer. Bis auf ein paar Ausnahmen ist bei Low Carb fast alles erlaubt, solange es wenige Kohlenhydrate enthält. Genau dieser Punkt – eben nicht auf alles verzichten zu müssen – macht Low Carb so beliebt. Man braucht keinen eisernen Willen, weswegen sehr viele Menschen auch so erfolgreich damit sind. Das bedeutet auch, dass Sie nicht auf das Süßen ihrer Speisen verzichten sollen, denn abgesehen von süßem Gebäck, Marmeladen, Joghurts usw. werden auch viele „normale Gerichte" gesüßt. Es ist ein typischer Anfängerfehler einfach alles abzulehnen was süß ist. Das Ziel ist eine dauerhafte Ernährungsumstellung und der lebenslange Verzicht auf jegliche Süßspeisen und Co. würde nicht funktionieren.

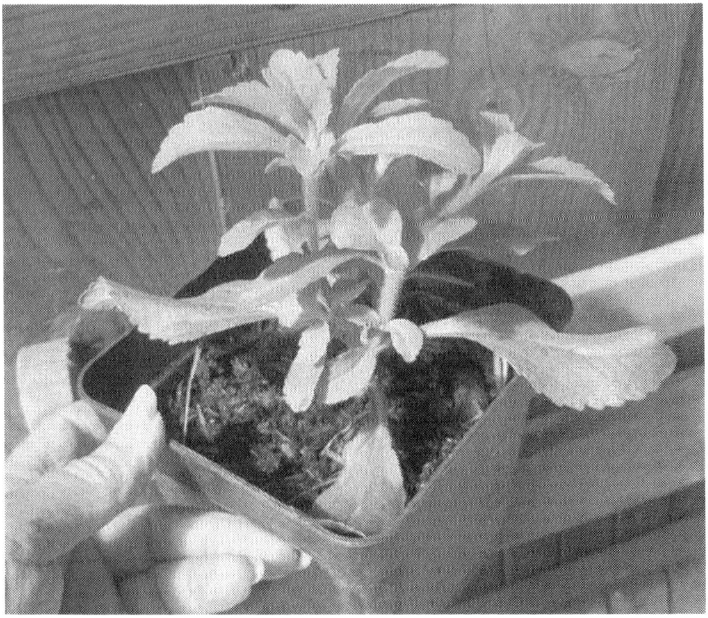

Eine Alternative zum Süßen Ihrer Speisen ist Stevia, ein pflanzlicher Süßstoff der aus den Blättern der südamerikanischen Steviapflanze gewonnen wird. Stevia hat zwar fast genauso viele Kohlenhydrate wie herkömmlicher Zucker, die Süßkraft ist jedoch bis zu vierhundertmal stärker. Sie benötigen also nur Messerspitzen an Stevia zum Süßen, wodurch die Menge an Kohlenhydraten verschwindend gering ist. Bei uns gibt es Stevia u.a. als Granulat, Pulver, Sirup und Tab, da die Steviapflanze nicht in Deutschland angebaut wird. Stevia wirkt im ersten Moment etwas teuer, ist aber unheimlich ergiebig da man wie gesagt nur kleinste Mengen zum Süßen verwendet.

Im Gegensatz zu herkömmlichen Zucker verursacht Stevia übrigens kein Karies und ist auch für Diabetiker verträglich.

2.5 Die beliebtesten Low Carb-Diäten

Wie Sie nun bereits wissen, zeichnet sich Low Carb durch eine besonders kohlenhydratarme Ernährung aus. Doch welche Unterschiede gibt es zwischen den speziellen Low Carb-Diäten? In dieser Rubrik werde ich Ihnen die Ansätze der 6 beliebtesten Low Carb-Diäten verraten. Ich hoffe ich kann Ihnen damit helfen, die für Sie *richtige Diät* zu finden.

2.5.1 Die New York-Diät

Die New York-Diät, entwickelt von Personal Trainer David Kirsch, verspricht eine Gewichtsabnahme von bis zu 7 Kilo in den ersten zwei Wochen. Neben einer proteinreichen Ernährung, steht ein tägliches Sportprogramm mit 2 Einheiten von je 45-90 Minuten auf dem Programm. Gestaffelt ist die New York-Diät in 3 Phasen, die sich insgesamt über 8 Wochen hinziehen, wobei die 3. Phase auf das gesamte Leben ausgedehnt wird. Für berufstätige bzw. zeitlich stark eingeschränkte Menschen ist die New York-Diät also eher nicht zu empfehlen, da sie neben dem straffen Trainingsplan auf Dauer ungemein viel Disziplin von Ihnen abverlangt.

2.5.2 Die Atkins-Diät

Die Atkins Diät wurde in den 70er Jahren vom Kardiologen Dr. Robert Atkins entwickelt und gehört mittlerweile zu den beliebtesten Low Carb Diäten. Zu Beginn dieser 4-Phasen-Diät wird die Menge an Kohlenhydraten extrem reduziert. Von Phase zu Phase verlängert sich die Liste der erlaubten Nahrungsmittel, bis Sie schließlich Ihre Ernährung komplett umgestellt haben.

2.5.3 Die Logi-Methode

Der Erfinder der Logi-Methode ist Dr. Nicolai Worm, ein deutscher Ernährungswissenschaftler. Das Konzept der Logi-Methode besteht darin, den Insulin- und Blutzuckerspiegel stets konstant zu halten, um somit den Fettabbau zu fördern. In der 4-stufigen Logi-Pyramide, die einer Ernährungspyramide gleicht, wird die Gewichtung der erlaubten Nahrungsmittel grafisch dargestellt. Die Logi-Diät lässt sich langfristig sehr gut umsetzen, da sehr viele Nahrungsmittel erlaubt sind. Außerdem sind keine Nahrungsergänzungsstoffe während dieser Diät notwendig.

2.5.4 Die Glyx-Diät

Bei der Glyx-Diät wird hauptsächlich auf den glykämischen Index der jeweiligen Lebensmittel geachtet. Der glykämische Index (Abkürzung: GI) bestimmt die Wirkung von Lebensmitteln auf den Blutzuckerspiegel. Je höher der Verzehr von GI-haltigen Lebensmitteln, desto höher steigt auch der Blutzuckerspiegel. Anhand von sogenannten Glyx-Tabellen lässt sich der GI-Wert der einzelnen Lebensmittel bestimmen. Neben den sehr einfach zu kochenden Glyx-Gerichten hat Sport bei dieser Diät einen hohen Stellenwert.

2.5.5 Die Montignac-Methode

Entwickelt vom französischen Politikwissenschaftler und Buchautor Michel Montignac, legt die Montignac-Methode ebenso wie die Glyx-Diät großen Wert auf den glykämischen Index von Lebensmitteln. Die Methode besteht aus 2 Phasen, wobei die erste Phase sehr streng und langandauernd ist. Sport spielt bei dieser Methode allerdings eine nebensächliche Rolle. Neben sehr komplizierten Regeln ist die Montignac-Methode allerdings wissenschaftlich umstritten.

2.5.6 Die South Beach Diät

Die South Beach Diät ist eine Weiterentwicklung der Atkins-Diät und wurde vom Kardiologen Dr. Arthur Agatston entwickelt. Die 3 Phasen beginnen mit einem völligen Verzicht auf Kohlenhydrate (No Carb), lassen aber nach und nach immer mehr Kohlenhydrate zu. Bereits ab der zweiten Phase verspricht diese Diät einen kontinuierlichen Gewichtsverlust von 500 – 1000g pro Woche. Wie auch bei der Glyx-Diät und der Montignac-Methode, wird bei der South Beach Diät auf den GI-Wert der Lebensmittel geachtet.

2.6 Welcher Low Carb-Typ sind Sie? (Aktiv/Inaktiv)

Grundsätzlich gilt, dass eine Low Carb-Diät vor allem für stark übergewichtige Menschen sehr zu empfehlen ist, denn körperlich inaktive Menschen leiden oft an einer geringen Insulinsensitivität. Insulin ist ein körpereigenes Hormon und transportiert wichtige Nährstoffe zu unserer Leber und dem Muskel- und Fettgewebe. Reagieren die Körperzellen nun unempfindlich auf das Insulin, so produziert der Körper immer mehr und mehr Insulin und der Blutzuckerspiegel steigt. Fazit: Der überschüssige Zucker wird in Fett umgewandelt und wandert in das Fettgewebe. Darum sollten übergewichtige Menschen unbedingt auf Kohlenhydrate verzichten.

Anders verhält es sich bei aktiven Menschen, deren Körperfettanteil niedrig ist. Diese Menschen haben eine höhere Insulinsensitivität. Ihr Körper produziert also weniger Insulin, um die Nährstoffe in die Körperzellen zu transportieren. Da aktive Menschen einen höheren Energieverbrauch haben, empfiehlt es sich nicht, den Körper auf eine reine Low Carb-Ernährung umzustellen. Stattdessen sollte man auf zyklische Diätformen (z.B. Low Carb/High Carb) ausweichen.

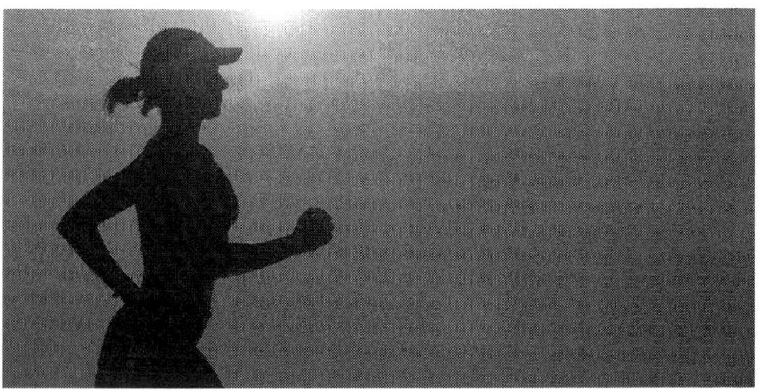

3. Meine 10 pers. Tipps & Tricks für Ihren Diät-Erfolg

Im folgenden Kapitel werde ich Ihnen meine 10 persönlichen Tipps & Tricks für Ihren Diät-Erfolg verraten. Einige meiner Ideen mögen Ihnen vielleicht bereits bekannt oder als selbstverständlich erscheinen, trotzdem schadet es nie gewisse Dinge ein zweites oder sogar drittes Mal zu hören.

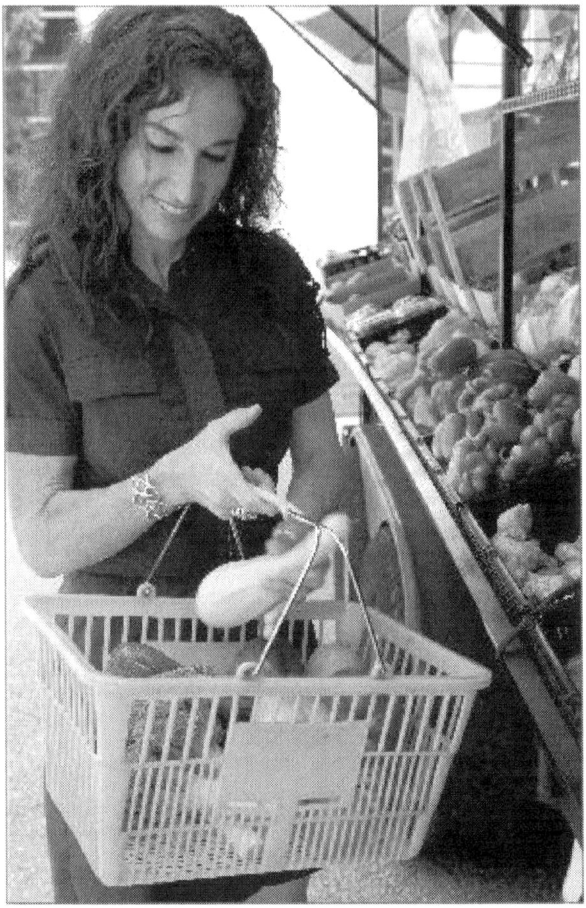

3.1 REGEL 1 ▶ WAS IST IHR PERSÖNLICHES ZIEL?

Bevor Sie übereilt die Kartoffeln, Nudeln und Co. aus Ihrer Küche verbannen, stellen Sie sich zunächst einmal die Frage *„Was ist mein Ziel?"*. Beantworten Sie diese Frage bitte nicht nur mit der plumpen Antwort *„Abnehmen!"*, sondern konkretisieren Sie Ihre Antwort. Je genauer Sie Ihr Ziel formulieren, umso wahrscheinlicher ist es auch, dass Sie dieses Ziel erreichen. Eine mögliche Antwort wäre zum Beispiel: *„Ich möchte wieder in meine Lieblings-Jeans passen"*. Halten Sie sich Ihr persönliches Ziel regelmäßig vor Augen, so motivieren Sie sich selbst und werden immer im Sinne Ihres Zieles handeln. Der Mensch ist ein *Gewohnheitstier* und früher oder später wird Ihr positives Denken und Handeln auch zur Gewohnheit, sodass Sie Ihr Ziel mit hoher Wahrscheinlichkeit erreichen.

3.2 REGEL 2 ▶ LEBEN HEIẞT STÄNDIG ZU LERNEN

Das Leben ist ein ständiger Lernprozess. Dinge kommen und gehen und verändern sich. Nicht nur die Ernährungsforschung macht ständig Fortschritte, auch Sie und Ihr Körper verändern sich. Was heute noch gilt, kann morgen schon längst überholt sein. Darum verlassen Sie sich nicht nur auf eine Quelle, sondern ziehen Sie viele verschiedene Quellen oder gegebenenfalls Ihren Hausarzt hinzu. Beschäftigen Sie sich regelmäßig mit dem Thema *Ernährung*, denn man lernt bekanntlich nie aus.

3.3. REGEL 3 ▶ GETEILTES LEID IST HALBES LEID

Ich weiß ganz genau wie schwer es ist, sich anderen Menschen anzuvertrauen, besonders wenn es sich um ein so persönliches Thema, wie das eigene Gewicht handelt. Doch umso schöner ist es dann, wenn man einen Gleichgesinnten gefunden hat, mit dem man sich regelmäßig über seine Ängste und Sorgen, aber auch Erfolge, austauschen kann. Nicht nur, dass man durch den Erfahrungsaustausch voneinander lernt, man motiviert sich auch gegenseitig und findet vielleicht sogar die beste Freundin fürs Leben, so wie es bei mir der Fall war. :) Sollten Sie keine Person in Ihrem Umfeld haben, der Sie sich anvertrauen können oder möchten, dann ist das Internet die ideale Anlaufstelle für Sie. Egal ob Foren, Facebook-Gruppen oder Blogs – Im Internet treffen Sie schnell und unkompliziert auf Gleichgesinnte.

NEU: Treffen Sie Charlotte Hunger und über 4.000 Gleichgesinnte auf Facebook.

facebook.com/RezepteOhneKohlenhydrate

3.4. REGEL 4 ▶ BEGEISTERN SIE IHREN PARTNER

Die wohl schwierigste Regel, denn viele Partner schalten direkt ab, sobald sie auch nur das Wort *Diät* hören. Das ist auch verständlich, denn die meisten Diäten sind nun mal sehr einseitig und somit langweilig. Doch wie ich bereits in *Kapitel 2* geschrieben habe, zählt die Low Carb-Küche absolut nicht dazu. Überzeugen Sie Ihren Lebenspartner von der Vielfältigkeit der Low Carb-Küche. Damit vermeiden sie einen unnötig hohen

Kochaufwand und verringern zusätzlich das Risiko in Versuchung kohlenhydrathaltiger Nahrungsmittel zu kommen. Mein persönlicher Tipp: Überzeugen Sie Ihren Partner nicht durch Informationen, sondern zaubern Sie ihm einfach ein leckeres Low Carb-Gericht und sprechen Sie das Thema erst nach dem Essen an. Ihr Partner wird gerne den Kompromiss eingehen auf Kartoffeln und Co. zu verzichten, um dafür ab und zu mal ein etwas besseres Stück Fleisch genießen zu dürfen.

3.5. REGEL 5 ► PLANUNG IST DAS HALBE LEBEN – DER ERNÄHRUNGSPLAN

Da die verschiedenen Low Carb-Diäten unterschiedliche Ernährungspläne vorschreiben, möchte ich mich an dieser Stelle allgemein fassen. Für eine Low Carb Ernährung gilt im Allgemeinen, dass Sie 3 Mahlzeiten pro Tag zu sich nehmen sollten. Dabei sollten Sie einen Abstand von 5 Stunden zwischen den Mahlzeiten einhalten. Frühstücken Sie beispielsweise um 8:00 Uhr, sollten Sie frühestens um 13:00 Uhr Mittagessen und um 18 Uhr Abendessen. Natürlich können Sie diese Zeiten auch Ihrem Tagesablauf anpassen. Den Abstand zwischen den Mahlzeiten zu verringern oder gar Zwischenmahlzeiten zu sich zu nehmen, sollten sie aber unbedingt vermeiden, denn das führt nur zu einem Überschuss an Nährstoffen, einem erhöhten Insulinspiegel und somit zu einer Zunahme des Fettgewebes *(siehe Kapitel 2)*. Stellen Sie sich regelmäßig für die kommende Woche einen 7-Tage-Plan auf und halten Sie sich daran. Achten Sie dabei auf Abwechslung, schließlich wollen sie mit der Low Carb Ernährung langfristig erfolgreich sein und sich nicht schon nach den ersten Wochen die Kohlenhydrate zurück auf den Teller wünschen.

3.6. REGEL # ▶ HALTEN SIE IHRE ERFOLGE FEST

Haben Sie vorher auch schon einmal eine Diät probiert? Und, frühzeitig abgebrochen? Mir ging es auf jeden Fall so und das nicht nur bei *einer* Diät. Mein Problem war immer, dass ich mich auf Dauer nicht motivieren konnte. Es gibt nun mal diese Tage, an denen man an sich selbst zweifelt und sich fragt *Wozu?* Ich würde lügen, wenn ich Ihnen sagen würde, dass ich diese Zweifel während meiner Ernährungsumstellung auf Low Carb vor etwa drei Jahren nicht hatte. Ich hatte diese Zweifel wie bei jeder anderen Diät zuvor auch, doch ich habe eine gute Methode gefunden, um mich in diesen Momenten von meinen Zweifeln zu befreien. Seitdem ich die Low Carb-Ernährung für mich entdeckt habe, führe ich Tagebuch über meine Erfolge. Neben meinem persönlichen Ziel *(Punkt 3.1)* und meinem aktuellen Gewicht habe ich auch angefangen meine privaten und beruflichen Erfolge in dieses Büchlein einzutragen. Das mag ziemlich einfach klingen, aber ich kann es Ihnen nur ans Herz legen, denn in schlechten Zeiten bewirkt so ein Tagebuch wahre Wunder. Feiern Sie sich und Ihre Vergangenheit!

3.7. REGEL 7 ▶ SCHRITT FÜR SCHRITT ZUM TRAUMGEWICHT

Viele Wege führen nach Rom und ich wünsche Ihnen sehr, dass auch Sie den Weg mit *Low Carb* und meinen Lieblingsrezepten erfolgreich meistern. Doch der Weg zum Traumgewicht ist lang und fordert eine Menge Disziplin. Vielleicht ist mein Buch eine kleine Abkürzung zu Ihrem persönlichen Ziel, doch den größten Teil des Weges müssen sie alleine gehen – Schritt für Schritt.

Stellen Sie Ihre Ernährung nicht Hals über Kopf um, sondern beginnen Sie langsam. Das Schlüsselwort heißt *Kontinuität*, denn Abnehmen ist ein stetiger Prozess. Versuchen Sie nichts zu erzwingen und fangen Sie nach und nach an die Rezepte aus meinen Büchern für Frühstück, Mittagessen, Abendessen & Dessert in Ihren Ernährungsplan aufzunehmen, bis sie früher oder später Ihre Speisekarte und somit ihre Ernährung komplett umgestellt haben.

3.8. REGEL 8 ▶ BELOHNEN SIE SICH

Fast jeder Mensch lässt sich durch Belohnungen motivieren. Nutzen Sie das und belohnen Sie sich selbst für Ihre Erfolge. Im Grunde genommen verhält es sich dabei so wie bei *Punkt 3.1.* Sie setzen sich zunächst einen Meilenstein bzw. ein Zwischenziel auf Ihrem Weg und gönnen sich selbst etwas Gutes, wenn sie dieses Zwischenziel erreicht haben. Eine Belohnung könnte beispielsweise ein Buch sein, was Sie sich schon lange wünschen, ein Kinobesuch, ein neues Paar Schuhe oder Ähnliches. Halten Sie Ihre kleineren Ziele am besten in Ihrem Erfolgs-Tagebuch fest und das Allerwichtigste: Betrügen Sie sich nicht selbst und halten Sie was sie versprechen.

3.9. REGEL 9 ▶ KÜNSTLICHER DRUCK

Um Ihre kleinen und großen Ziele zu erreichen, schaffen sie sich zusätzlichen Zeitdruck bzw. setzen Sie sich *Deadlines!* Durch diesen innerlichen Druck werden Sie effektiver an sich arbeiten und Ihre Ziele noch schneller erreichen. Wem das noch nicht genügt, der kann seine vorgenommenen Ziele auch gerne seinen Mitmenschen mitteilen. Dadurch wird der Druck und der unbedingte Wille ein bestimmtes Ziel zu erreichen noch höher. Aber Achtung: Legen Sie die Latte nicht zu hoch und stecken

Sie sich realistische Ziele, um sich selbst vor einer Enttäuschung zu bewahren.

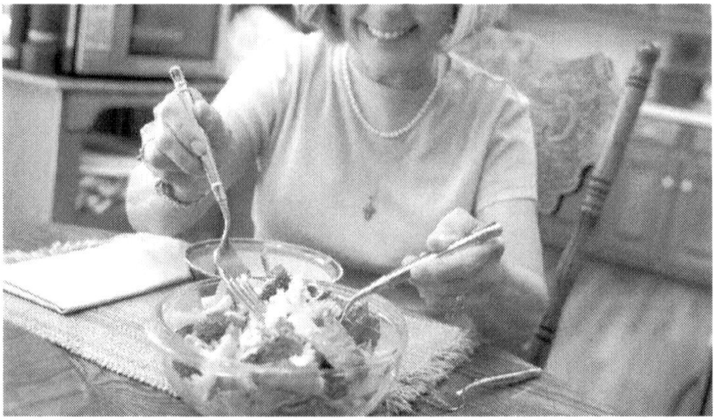

3.10. REGEL 10 ► MEIN NEUES LEBEN

All die Recherche und Planung ist gut und richtig, aber vergessen Sie nicht mit dem Abnehmen zu starten, denn wer zu viel plant, der verliert sich. Das Thema *Ernährung* ist schier unendlich und Sie müssen kein Ernährungsexperte sein, um mit einer Diät zu beginnen. Werden Sie heute aktiv und beginnen Sie heute mit Ihrer Ernährungsumstellung!

4. Das perfekte LC-Frühstück

Das geliebte Nutella-Brötchen? Verboten! Die schnelle Schüssel Cornflakes? Verboten! Es scheint so als würde das Low Carb-Frühstück unter keinem guten Stern stehen. Doch da irren Sie sich. Wer ein herzhaftes Frühstück bevorzugt, der wird auch zukünftig voll und ganz auf seine Kosten kommen, denn ein typisch englisches Frühstück á la Bacon&Eggs ist erlaubt. Für die Naschkatzen unter Ihnen, die es am Morgen gerne süß mögen, habe ich aber auch einige kreative Rezepte vorbereitet, die ich Ihnen auf den folgenden Seiten verraten werde. Sind Sie eher der *Frühstücksmuffel*, dann empfehle ich Ihnen einen meiner leckeren Smoothies zu probieren.

Generell ist das Frühstück unumgänglich, denn es treibt den Stoffwechsel an, macht Sie fit für den Tag und beugt unliebsamen Hungerattacken vor.

Die Nährwerte aller Rezepte wurden sorgfältig von der Autorin selbst berechnet.

5. Süße Rezepte

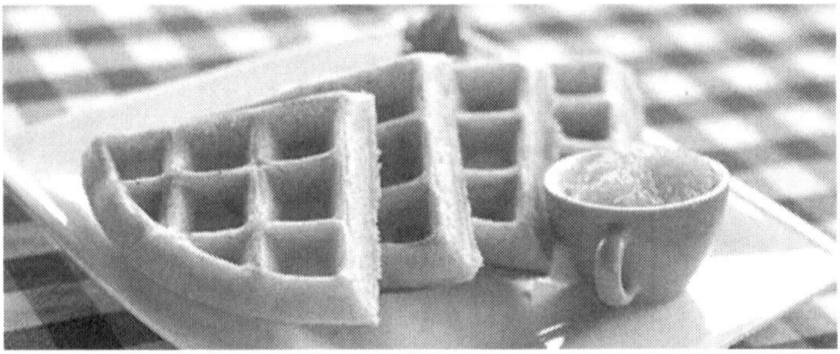

5.1 Erdnuss-Crepes

101,2 Kcal | 423,4 kJ | 8,8 Eiweiß (g) | 7,1 Fett (g) | 0,3 KH (g) pro Crepe

Zutaten (für 9 Crepes):
- 6 Eier
- 50 g neutrales Eiweißpulver
- 30 g Erdnussöl
- etwas Wasser

Zubereitung:
Die Eier mit dem Eiweißpulver zu einem cremigen Teig verrühren. Geben Sie so viel Wasser zu dem Teig hinzu, dass eine Teigmasse entsteht. Etwas Erdnussöl in die Pfanne geben und gleichmäßig verteilen (zB. mit einem Stück Küchenrolle). Jeweils ca. 2 EL Teig in die Pfanne geben, bis die Crepes goldbraun sind. <Gelingt garantiert und schmeckt einfach gut.

5.2 Protein-Pfannkuchen

181,7 Kcal | 760 kJ | 18,3 Eiweiß (g) | 10,7 Fett (g) | 2,35 KH (g) pro Portion

Zutaten (für 4 Pfannkuchen):

- 100 g Frischkäse
- 40 g Mascarpone
- 4 Eier
- 30 g Eiweißpulver
- 10 g Gluten
- Süßstoff

Zubereitung:

Geben Sie alle Zutaten zusammen in eine Schüssel und schlagen Sie sie mit einem Handmixer schaumig. Anschließend geben Sie die Masse nach und nach in eine Pfanne, um 4 köstliche Protein-Pfannkuchen daraus zu backen. In wenigen Minuten können Sie ein leckeres Frühstück genießen. Einfach köstlich.

5.3 Leinsamen-Madel-Muffins

121 Kcal | 522 kJ | 8,4 Eiweiß (g) | 8,5 Fett (g) | 1,7 KH (g) pro Muffin

Zutaten:

- 500 g Magerquark
- 10 Eier
- Salz
- 2 Päckchen Backpulver
- 200 g Leinsamen, fein geschrotet
- 80 g Flohsamen
- 50 g Mandeln, gemahlen

Zubereitung:

Mit einem Handrührgerät mixen Sie die Eier, den Magerquark und das Backpulver zu einer gleichmäßigen Masse. Anschließend verrühren Sie die Leinsamen, Flohsamen und die gemahlenen Mandeln mit der Masse und füllen den Teig in eine geeignete Muffin-Form. Nun lassen Sie die Muffins bei 160 Grad (Umluft) für ca. 30-40 Minuten backen, bis die Muffins eine braun-goldene Farbe annehmen. Eine kleine Köstlichkeit für jedermann.

5.4 KNUSPERMÜSLI

3175,7 Kcal | 13291,4 kJ | 94,8 Eiweiß (g) | 238,9 Fett (g) | 19,9 KH (g) pro Blech

Zutaten (für 1 Blech):

- 10 Tassen Kokosflocken
- 2 Tassen gehackte Mandeln
- 1 Tasse Sonnenblumenkerne
- 1 Tasse Kürbiskerne
- 1/2 Tasse Mandelmehl
- 8 Eiweiß
- Süßstoff (Stevia)

Zubereitung:

Verquirlen Sie das Eiweiß mit dem Süßstoff (Stevia). Nun geben Sie alle Zutaten in eine Schüssel und vermischen alles mit dem Eiweiß. Verteilen Sie das Müsli auf einem mit Backpapier ausgelegten Backblech und schieben Sie es für ca. 60 Minuten bei 135 Grad in den Ofen. Mischen Sie es nach etwa der Hälfte der Backzeit, damit das Müsli gleichmäßig knusprig wird. Sobald das Müsli goldbraun ist, nehmen Sie es aus dem Ofen und können es genießen. Besonders geeignet für das Wochenende, da ein größerer Zeitaufwand vorhanden ist.

5.5 Waffeln

166,7 Kcal | 697 kJ | 13 Eiweiß (g) | 10,5 Fett (g) | 4,3 KH (g) pro Waffel

Zutaten (für 6 Waffeln):

- 60 g Butter
- 100 g Quark
- 4 Eier
- 6 EL Eiweiß-Pulver
- 2 EL Öl
- etwas Zucker

Zubereitung:

Geben Sie die Butter in einen Topf und erhitzen Sie diese, bis die Butter geschmolzen ist. Lassen Sie die flüssige Butter etwas abkühlen und verrühren Sie sie dann zusammen mit dem Quark und dem Öl in einer Schüssel. Nun geben Sie die Eier, das Eiweißpulver und den Zucker dazu, vermischen alles und backen den Teig portionsweise in einem Waffeleisen. Sie können die fertigen Waffeln gerne mit Früchten dekorieren oder mit Puderzucker bestreuen. Der Klassiker für die ganze Familie.

5.6 Chia-Himbeer-pudding

228,5 Kcal | 764,8 kJ | 4,8 Eiweiß (g) | 7,2 Fett (g) | 19,4 KH (g) pro Portion

Zutaten (für 5 Portionen):
- 500 ml Haselnussmilch
- 90 g Chiasamen
- 6 EL Zucker
- 1 Päckchen Vanillezucker
- 400 g Himbeeren

Zubereitung:
Geben Sie die Chiasamen in die Milch. Rühren Sie 24 Minuten lang alle 10 Minuten um. Pürieren Sie die Himbeeren und streichen Sie sie durch ein Sieb. Nun mischen sie alles mit dem Zucker und Vanillezucker und stellen den Pudding für 2-3 Stunden in den Kühlschrank. Eine köstliche Abwechslung zum altbekannten Schokopudding.

5.7 EIWEIß-PANCAKES

45,5 Kcal | 190,3 kJ | 5,6 Eiweiß (g) | 2,1 Fett (g) | 0,8 KH (g) pro Pancake

Zutaten:

- 2 ganze Eier,
- 20 g Eiweißpulver(Vanille)
- 20 g Frischkäse (5 %),
- 1 Prise Backpulver,
- 50 ml Milch (1,5 % Fett),
- Optional 2-3 Spritzer flüssiger Süßstoff

Zubereitung:

Verquirlen Sie alle Zutaten in einer Schüssel zu einer cremigen Masse. Anschließend geben Sie den Teig portionsweise in eine Pfanne, bis die Pancakes golbraun sind. Ein Klassiker aus Amerika, der in immer mehr deutschen Küchen Einzug hält.

5.8 Der 2 Minuten-Muffin

102,8 Kcal | 430,2 kJ | 7,4 Eiweiß (g) | 6,6 Fett (g) | 4,1 KH (g) pro Muffin

Zutaten (für 1 Muffin):
- 1 TL Erdnussbutter
- 1 TL ungesüßte Mandelmilch
- 1 TL Vanille Whey Protein

Zubereitung:
Mischen Sie alle Zutaten in einer Schüssel und geben Sie die Masse anschließend in eine kleine Form. Lassen Sie den Muffin für eine Minute in der Mikrowelle backen. Falls Sie den Muffin lieber trockener mögen, lassen Sie ihn einfach eine Minute länger in der Mikrowelle. Für einen besonders schnellen Start in den Tag perfekt geeignet.

5.9 Müsli-Vorrat

4857,1 Kcal | 20330,5 kJ | 49,4 Eiweiß (g) | 424,5 Fett (g) | 193,2 KH (g) pro Blech

Zutaten (für 1 Backblech):
- 100 g Walnusshälften
- 100 g Haselnüsse
- 100 g Kokosflocken
- 100 g Mandeln
- 100 g Cranberries, getrocknet
- Zimt
- Etwas Honig
- 250g Kokosöl oder Butter

Zubereitung:
Geben Sie alle Nüsse in einen Mixer und lassen sie den Mixer nur kurz pulsieren. Sie können die Nüsse auch mit einem Messer zerkleinern. Füllen Sie die Kokosflocken, Cranberries und die Nüsse in eine Schüssel und heizen Sie den Backofen auf 180 Grad vor. Bringen Sie 250 g Butter oder Kokosöl in einer Pfanne zum schmelzen und gießen Sie diese über das Müsli. Würzen Sie das Müsli mit Zimt und etwas Honig. Verteilen Sie das Müsli auf einem mit Backpapier ausgelegten Blech und schieben Sie es für ca. 10-25 Minuten in den Ofen. Wenden Sie das Müsli häufig, damit es Ihnen nicht verbrennt und nehmen Sie es aus dem Ofen, sobald es goldbraun ist.
Einmal zubereiten und man hat genug Müsli für mehrere Tage.

Hinweis: Bitte wundern Sie sich nicht über den hohen Kohlenhydratanteil. Bei diesem Rezept handelt es sich um ein ganzes Backblech.

5.10 Apfel-Himbeer-Quark

76,8 Kcal | 321,8 kJ | 7,6 Eiweiß (g) | 1,3 Fett (g) | 7,6 KH (g) pro Portion

Zutaten (für ca. 5 Portionen):

- 250 g Quark (20% Fett)
- 150 g Himbeeren, aufgetaut oder frisch
- 2 EL Milch
- 2 EL Apfelmus, ohne Zucker
- 1 EL Goji-Beeren, getrocknet
- 2 EL Leinsamen, geschrotet
- 1 Apfel
- Süßstoff, flüssig (Stevia)

Zubereitung:

Verrühren Sie alle Zutaten bis auf den Apfel miteinander. Entfernen Sie das Kerngehäuse des Apfels und schneiden Sie den Apfel in feine Stifte. Rühren Sie die Apfel-Stücke unter die Quarkmasse. Ein wahrer Genuss für alle Obstliebhaber.

5.11 Schoko-Sojaflocken

856,5 Kcal | 3584,4 kJ | 83,9 Eiweiß (g) | 48,9 Fett (g) | 15,8 KH (g) pro Blech

Zutaten (für 1 Blech):
- 150 g Soja-Flocken
- 50 g Soja-Kerne
- 20 g Kakaopulver
- 4 EL Wasser
- 6 ml Süßstoff, flüssig

Zubereitung:
Verrühren Sie den Kakao, Süßstoff und das Wasser, sodass Sie keine Klümpchen mehr sehen. Geben Sie die Soja-Flocken und –Kerne hinzu und verrühren Sie alles gut miteinander. Breiten Sie die Masse gleichmäßig auf einem mit Backpapier ausgelegten Blech aus und rösten Sie sie für ca. 25 Minuten bei 200 Grad Ober-/Unterhitze. Nehmen Sie die Flocken aus dem Ofen und lassen Sie sie abkühlen. Super geeignet für Naschkatzen, die nicht auf den Geschmack von Schokolade verzichten wollen.

6. Herzhafte Rezepte

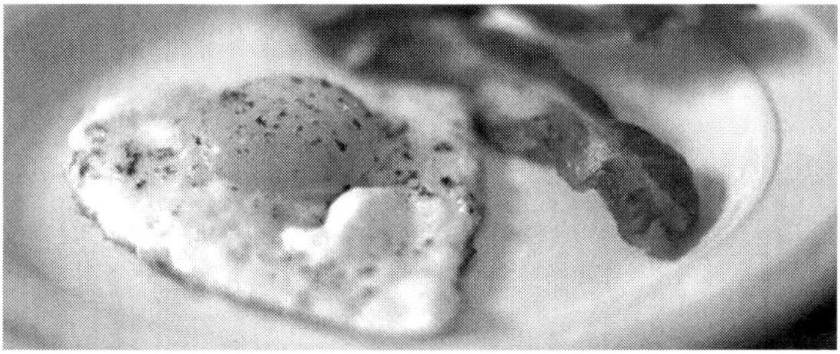

6.1 Lauch-Schinken-Omlett

327,5 Kcal | 1369,6 kJ | 24 Eiweiß (g) | 21 Fett (g) | 8 KH (g) pro Omlett

Zutaten (für 2 Personen):

- 1 Packung gekochter Schinken
- 1 Stange Lauch
- Fettreduzierte Butter
- 100 ml fettreduzierte Creme Fraiche
- 50 ml Milch
- 50 g Parmesan
- 3 Eier
- 2 Eigelb
- Salz, Pfeffer und Muskat zum Abschmecken

Zubereitung:

Schneiden Sie den Lauch zunächst längs und anschließend in Scheiben. Würfeln Sie den Schinken und geben Sie Lauch und Schinken zusammen mit etwas Butter in eine kleine Pfanne.

Weiter geht's auf der nächsten Seite

Kochen Sie nun die Milch mit Creme Fraiche auf und rühren Sie etwa 2/3 des Parmesans unter, damit er langsam schmilzt.Nehmen Sie das Ganze vom Herd, geben Sie die Eier und das Eigelb hinzu und verrühren Sie alles zu einer Masse. Schmecken Sie alles mit Salz, Pfeffer und Muskat ab und heizen Sie den Backofen währenddessen auf 160 Grad vor. Die Masse, bestehend aus Eiern, Milch und Creme Fraiche geben Sie über den Schinken und Lauch. Streuen Sie den restlichen Parmesan über das Omlett und garen Sie es etwa 20 Minuten im Backofen.

6.2 Käse-Omlett

445,2 Kcal | 1862,8 kJ | 24,6 Eiweiß (g) | 37,9 Fett (g) | 1,8 KH (g) pro Portion

Zutaten (für 1 Person):
- 2 Eier
- 0,5 TL Zitronensaft
- 1 TL Butter
- Muskat
- Salz
- Pfeffer
- 2 EL geraspelter Bergkäse
- 2 EL Schnittlauchröllchen
- Ggf. Tomatenstückchen
- Ggf. Frühlingszwiebeln

Zubereitung:
Verrühren Sie die Eier mit Salz, Muskat, Pfeffer und dem Zitronensaft und geben Sie etwas Butter in eine Pfanne. Geben Sie die Masse in die Pfanne und stellen Sie die Herdplatte auf geringe Hitze. Schwenken Sie die Pfanne regelmäßig hin und her, damit das Omlett nicht anbrennt. Wenn die Oberseite des Omletts beginnt fest zu werden, bestreuen Sie das Omlett mit etwas Bergkäse und nehmen Sie die Pfanne vom Herd. Fertig!

6.3 Bacon & Eggs-Muffins

374 Kcal | 1565,5 kJ | 9,3 Eiweiß (g) | 36,3 Fett (g) | 0,5 KH (g) pro Muffin

Zutaten (für 6 Personen):
- 6 Eier
- 24 Scheiben Frühstücksspeck
- Etwas Olivenöl
- Salz
- Pfeffer
- geriebener Käse

Zubereitung:
Braten Sie zunächst den Speck von allen Seiten in der Pfanne an, bis er schön knusprig ist. Heizen Sie den Backofen auf 180 Grad vor. Fetten Sie 6 Muffin-Formen mit etwas Öl und legen Sie je 4 Streifen des Frühstücksspecks (kreuzweise) in die jede Form. Geben Sie nun das Ei in die Form und schieben Sie es für etwa 10 Minuten in den Backofen. Wenn Sie möchten, können Sie auch etwas geriebenen Käse vor dem Backen auf das Ei geben. Very British very delicious.

6.4 Sandwich

203,6 Kcal | 851,5 kJ | 10,3 Eiweiß (g) | 13,2 Fett (g) | 9,4 KH (g) pro Portion

Zutaten (für 1 Sandwich):

- 2 Low Carb Brotscheiben
- 2 Scheiben Schinken
- 1 Scheibe Käse
- 2 Blätter Kopfsalat
- 1/2 Tomate
- 1 Gewürzgurke
- 1-2 TL Butter (zum Bestreichen)

Zubereitung:

Toasten Sie die Low Carb Brotscheiben und bestreichen Sie die Scheiben anschließend mit Butter. Belegen Sie eine Scheibe mit Salatblättern,Wurst und Käse, sowie Tomaten- und Gewürzgurkenscheiben. Anschließend bedecken Sie das Sandwich mit der zweiten Scheibe Brot und teilen es diagonal in zwei Dreiecke. Der Klassiker aus den USA auch BLT (Bacon /Lettuce / Tomato) Sandwich genannt.

6.5 Brot mit Lachs

143,6 Kcal | 600,8 kJ | 12,9 Eiweiß (g) | 13,2 Fett (g) | 7,3 KH (g) pro Portion

Zutaten (für 1 Portion):
- 1 Scheibe Low Carb Brot
- 50 g geräucherter Lachs
- 1 EL Frischkäse
- 1 Spritzer Zitrone
- frischer Dill
- frischer Schnittlauch
- Kresse

Zubereitung:
Waschen Sie den Schnittlauch, Dill und die Kresse mit kaltem Wasser und schneiden Sie den Schnittlauch in kleine Ringe. Mischen Sie alles unter den Frischkäse und verteilen Sie es auf der Low Carb Brotscheibe. Nun legen Sie den Lachs auf das Brot und beträufeln ihn mit etwas Zitrone. Wenn Sie möchten, können Sie Ihr Brot auch mit Dill und Kresse garnieren. Einfach, unkompliziert und lecker.

6.6 Rührei mit Speck

186,7 Kcal | 809,5 kJ | 6,7 Eiweiß (g) | 17,7 Fett (g) | 0,5 KH (g) pro Portion

Zutaten (für 2 Personen):
- 4 Eier
- einen Schuss vollfette Sahne (ca. 3 EL)
- 50 g Schinkenspeck
- Salz und Pfeffer

Zubereitung:
4 Eier aufschlagen und mit der Sahne verrühren, bis eine homogene Masse entsteht. Speck zerkleinern und in etwas Fett anbraten (oder eben ohne, wenn man eine beschichtete Pfanne hat) bis der Speck knusprig ist. Dann die Eimasse darüber geben und anfangen zu rühren, wenn es am Boden stockt. Solange rühren bis das Ei komplett gestockt ist. Nicht zu lange warten, sonst wird es trocken. Mit Salz/Pfeffer und Schnittlauch würzen und anrichten. Das perfekte, sättigende Low Carb Frühstück.

6.7 Käserührei

330,5 Kcal | 1382,5 kJ | 19,8 Eiweiß (g) | 26,5 Fett (g) | 2,1 KH (g) pro Portion

Zutaten (für 2 Personen):
- 6 Eier
- Etwas Butter
- 6 EL Milch
- 100 g Gouda
- Pfeffer
- Salz
- Schnittlauch
- 50 g Schinken, gekocht + gewürfelt
- 50 g Speck
- 1 Tomate
- 1 Zwiebel

Zubereitung:
Verrühren Sie Eier, Milch und Gewürze zu einer Masse. Zu dieser Eiermasse geben Sie nun den in kleine Stücke geschnitten Gouda und den gewürfelten Schinken. Lassen Sie die Butter in einer Pfanne anschwitzen. Geben Sie die Eiermasse hinzu und rühren Sie alles regelmäßig um. Käseliebhaber kommen hier nicht zu kurz.

6.8 Warme Möhren mit Haferflocken

188,2 Kcal | 787,5 kJ | 4 Eiweiß (g) | 7,4 Fett (g) | 25,2 KH (g) pro Portion

Zutaten (für 1 Person):
- 1 Möhre mittelgroß (80g)
- 60 ml Wasser
- 2 EL Haferflocken
- 1 EL Agavendicksaft oder Ahornsirup
- 2 TL Sahne oder alternativ Leinöl

Zubereitung:
Putzen Sie zunächst die Möhren und raspeln Sie sie grob. Nun bringen Sie die 60 ml Salzwasser zum Kochen, geben die Möhren und Haferflocken hinzu und schalten die Herdplatte ab. Anschließend rühren Sie den Ahornsirup und die Sahne unter und lassen alles einen Moment quellen. Sehr empfehlenswert!

7. Aufstriche

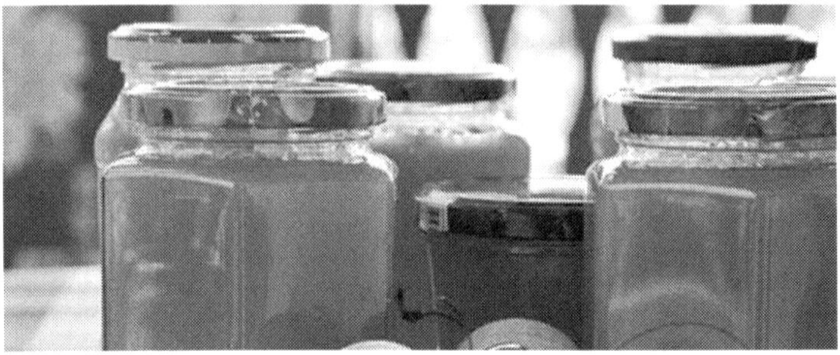

7.1 Orangenmarmelade

107,2 Kcal | 448 kJ | 9,4 Eiweiß (g) | 0 Fett (g) | 16,6 KH (g)

Zutaten:

- Orangenaroma
- ½ Orange
- Flüssiger Süßstoff
- Gelatine
- Wasser (Anweisung auf der Gelatine-Verpackung beachten)

Zubereitung:

Bereiten Sie die Gelatine unter Berücksichtigung der Anleitung auf der Verpackung zu. Während die Gelatine quellt, schälen Sie die halbe Orange und befreien Sie sie von den Membranen. Schneiden Sie nun das Fruchtfleisch in kleine Würfel und entfernen Sie dabei alle Kerne aus dem Fruchtfleisch. Anschließend fügen Sie der Gelatine die Organgenstückchen, etwas Orangenaroma und Süßstoff hinzu. In den nächsten Stunden wird diese Masse fester, bis Sie schließlich eine Wackelpudding-ähnliche Konsistenz hat. Geben Sie nun vorsichtig etwas Wasser hinzu, damit die Masse etwas flüssiger wird. Achten Sie darauf, dass Sie nicht zu viel Wasser dazu geben, damit die Masse streichfest bleibt. Ein ganz besonderer Brotaufstrich.

7.2 Nuss-Nugat-Creme

423,8 Kcal | 1773,8 kJ | 9,0 Eiweiß (g) | 38,9 Fett (g) | 7,1 KH (g)

Zutaten:
- Vanillearoma
- 50 g Haselnüsse, gerieben
- Süßstoff, flüssig
- 10 g Backkakao
- Öl nach Bedarf

Zubereitung:
Vermengen Sie den Kakao und die geriebenen Haselnüsse in einer Schüssel und fügen Sie etwas Vanillearoma und ein paar Tropfen Süßstoff hinzu. Mixen Sie die Zutaten mit einem Löffel oder einem Handmixer zu einer Masse. Schmecken Sie die Masse ab und geben Sie evtl. noch ein paar Tropfen Süßstoff hinzu. Geben Sie etwas Öl hinzu, falls die Masse nicht flüssig genug ist. Nun rühren Sie noch eine kleine Hand geriebener Haselnüsse unter und fertig ist Ihre eigene Nuss-Nugat-Creme. Verzehren Sie diese innerhalb von einer Woche. Eine süße aber gesunde Alternative.

7.3 Zimtbutter

184 Kcal | 770,5 kJ | 2,25 Eiweiß (g) | 20,2 Fett (g) | 0,1 KH (g)

Zutaten:
- 125 g weiche Butter
- 1 EL flüssiger Süßstoff (Huxol)
- 1 TL Zimt

Zubereitung:
Verrühren Sie alle Zutaten miteinander. Decken Sie die Schüssel ab und stellen Sie sie für mindestens eine Stunde in den Kühlschrank. Die Zimtbutter eignet sich hervorragend als Aufstrich für Low Carb Brot, Waffeln und Pfannkuchen.

7.4 Thunfisch-Aufstrich

78,5 Kcal | 328 kJ | 14,1 Eiweiß (g) | 0,25 Fett (g) | 4,2 KH (g)

Zutaten:

- 125 g Magerquark
- 50 g Thunfisch im eigenen Saft, abgetropft
- ½ Zwiebel, kleingehackt
- 2 EL Mineralwasser, mit Kohlensäure
- 1 TL Sardellenpaste
- etwas Zitronensaft

Zubereitung:

Verquirlen Sie den Magerquark mit dem Mineralwasser zu einer cremigen Masse. Anschließend rühren Sie den Thunfisch und die kleingehackte Zwiebel unter. Würzen Sie den Aufstrich mit etwas Sardellenpaste, Zitronensaft, Salz und Pfeffer. Schmeckt besonders gut auf geröstetem Low Carb Toast.

7.5 Camembert-Aufstrich

68,5 Kcal | 259 kJ | 3,7 Eiweiß (g) | 4,7 Fett (g) | 0,6 KH (g)

Zutaten:
- 65 g Camembert Halbfettstufe
- 15 g Zwiebeln, kleingehackt
- 5 g Butter
- 25 ml Sahne (30% Fett)
- etwas Kümmel
- Jodiertes Salz
- Pfeffer
- Paprikaschoten-Pulver

Zubereitung:
Entfernen Sie den Rand/Schimmel des Camembert und zerstampfen Sie ihn mit einer Gabel. Nun vermischen Sie die Butter mit der Sahne in einer Schüssel und geben dann den Käse, die kleingehackte Zwiebel und den Kümmel hinzu. Verfeinern Sie den Aufstrich mit Salz, Pfeffer und Paprikapulver. Sie können Ihren Camembert-Aufstrich auch mit feinen Schnittlauchringen und Tomatenscheiben garnieren. Bon Appetit.

8. Brote & Brötchen

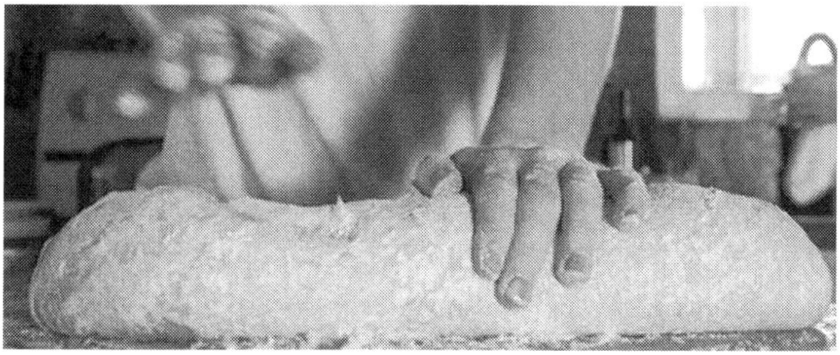

8.1 Das Logi-Brot

1163,5 Kcal | 4868,5 kJ | 68,8 Eiweiß (g) | 82,4 Fett (g) | 23,8 KH (g) pro Brot

Zutaten (für 1 Brot):

- 150 g Magerquark
- 4 Eier
- 50 g Mandeln, gemahlen
- 50 g Leinsamen, geschrotet
- 2 EL Weizenkleie
- 1 EL Mehl
- 1/2 Pck. Backpulver
- 1/2 TL Salz
- 1 EL Sonnenblumenkerne
- 1 Stück Butter

Zubereitung:

Heizen Sie den Backofen für 15 Minuten auf 150 Grad (Umluft) vor. Verrühren Sie jetzt Quark, Eier, Mandeln, Leinsamen, Weizenkleie, Mehl, Backpulver und Salz in einer Schüssel. Lassen Sie den Teig 5 Minuten ruhen und fetten Sie die Brotbackform mit etwas Butter. Geben Sie nun den Teig in die Backform, streichen Sie ihn glatt und bestreuen Sie ihn gleichmäßig mit den blumenkernen. Lassen Sie das Brot für 50 backen.

8.2 Low Carb-Brötchen

208,5 Kcal | 873,1 kJ | 12,3 Eiweiß (g) | 16,6 Fett (g) | 0,3 KH (g) pro Brötchen

Zutaten (für ca. 6 Brötchen):

- 50g Eiweißpulver
- 30g Sojamehl
- 20g geschroteter Leinsamen
- 4 Eiweiß
- 80g Öl
- 1 TL Guarkernmehl
- 2 Prisen Salz
- Etwas Wasser, je nach Bedarf

Zubereitung:

Schlagen Sie das Eiweiß zu Eischnee und geben sie Öl und etwas Wasser hinzu. Anschließend geben Sie alle restlichen Zutaten zum Eischnee und verrühren die Masse zu einem glatten Teig. Zum Schluss feuchten Sie Ihre Hände leicht an und formen aus dem Teig kleine Brötchen, die Sie für ca. 30 Minuten bei 200 Grad in den Ofen schieben. Die perfekte Alternative zum herkömmlichen kohlenhydrathaltigen Brötchen.

Hinweis: Lassen Sie sich bei den Broten bitte nicht von der hohen Anzahl an Kohlenhydraten abschrecken. Die angegebene Menge gilt immer für ein komplettes Brot.

8.3 Würzige Laugenbrötchen

212,5 Kcal | 770 kJ | 10,3 Eiweiß (g) | 16,6 Fett (g) | 0,3 KH (g) pro Brötchen

Zutaten (für ca. 6 Brötchen):
- 4 Eiweiß
- 80 g Öl
- 30 g Sojamehl
- 1 TL Guarkernmehl
- 20 g geschroteter Leinsamen
- 50 g neutrales Eiweißpulver
- 1 TL Salz
- Natronlauge
- Wasser

Zubereitung:
Trennen Sie die Eier und schlagen Sie das Eiweiß mit einem Rührgerät auf. Während des Rührens geben Sie langsam das Öl hinzu. Geben Sie alle oben aufgeführten Zutaten hinzu (bis auf die Lauge und den Käse). Falls der Teig zu fest sein sollte, geben Sie etwas Wasser dazu, damit der Teig geschmeidiger wird. Formen Sie mit leicht feuchten Händen kleine Brötchen und legen Sie diese auf ein mit Backpapier ausgelegtes Backblech. Bestreichen Sie die Brötchen mit Lauge und lassen Sie die Brötchen für etwa 30 Minuten bei 200 Grad backen. Tipp: Vor dem Backen können sie die Brötchen auch mit Käse bestreuen.

8.4 Gewürzbrot

1773,5 Kcal | 7421 kJ | 113,1 Eiweiß (g) | 104,2 Fett (g) | 65,2 KH (g) pro Brot

Zutaten (für 1 Brot):

- 50 g Weizenkleie
- 75 g Leinsamen, geschrotet
- 50 g Mehl (Kichererbsen-)
- 50 g Mandeln, gehackt
- 50 g Walnüsse, grob gehackt
- 50 g Sonnenblumenkerne
- 1 Ei
- 250 g Magerquark, 20%
- 100 ml Wasser
- 1 TL Backpulver
- 1 Zwiebel
- 1 Zehe Knoblauch
- etwas Butter

Zubereitung:

Heizen Sie Ihren Backofen auf 180 Grad vor. Hacken Sie die Knoblauchzehe und die Zwiebel klein und schwitzen Sie diese mit etwas Olivenöl an. Vermengen Sie nun alle Zutaten zu einem Teig und würzen Sie den Teig mit Salz und Pfeffer. Nun verrühren Sie die Zwiebeln und den Knoblauch mit dem Teig und lassen ihn für 10 Minuten ziehen. Fetten sie währenddessen die Brotbackform mit etwas Butter und bestreuen Sie die Form mit den Sonnenblumenkernen. Nun füllen Sie den Teig in die Form, streichen ihn glatt und streuen gleichmäßig weitere Sonnenblumenkerne darüber. Lassen Sie das Brot für 40 Minuten backen, bis es schön knusprig ist. Eine wahre Gewürzexplosion im Mund.

8.5 Walnussbrot

1291,4 Kcal | 5404,6 kJ | 107,2 Eiweiß (g) | 68,7 Fett (g) | 46,4 KH (g) pro Brot

Zutaten (für 1 Brot):

- 250 g Quark (20%)
- 50 g Speisekleie (Weizenkleie)
- 50 g Eiweißpulver (neutral)
- 50 g Leinsamen, geschrotet
- 50 g gehackte Walnüsse
- 2 Eier
- 1 TL Backpulver

Zubereitung:

Heizen Sie den Backofen auf 180 Grad (Ober- und Unterhitze) vor. Vermengen Sie alle Zutaten miteinander und lassen Sie den Teig für 10 Minuten ruhen. Nun geben Sie den Teig in die zuvor mit etwas Butter gefettete Backform. Backen Sie das Brot für 25 Minuten. Tipp: Genießen sie ihr frisch gebackenes Brot lauwarm, so schmeckt es am besten.

9. Getränke & Smoothies

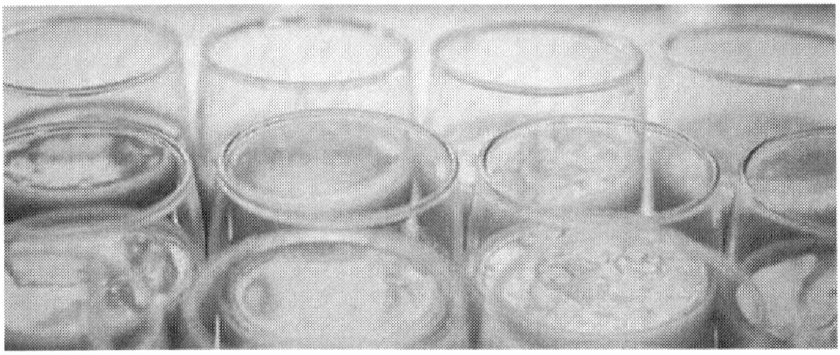

9.1 Frischer Apfel-Mango-Shake

55,1 Kcal | 244,2 kJ | 0,8 Eiweiß (g) | 0 Fett (g) | 13,4 KH (g) pro Glas

Zutaten (für ca. 2 Gläser):

- ½ Apfel
- ½ Mango
- Salatgurkenstück, ca. 3 cm
- Grün von 2 Möhren
- frische Minzblätter
- 350 ml Wasser, ohne Kohlensäure

Zubereitung:

Schälen Sie das Obst und schneiden Sie es in kleine Stücke. Waschen Sie das Möhrengrün und die Gurke und geben Sie alle Zutaten zusammen mit dem Wasser in einen Mixer. Mixen sie so lange, bis alles schön cremig ist. Einfach erfrischend, perfekt für den Sommer.

Hinweis: Alle Getränke können mit einem herkömmlichen Mixer oder einem Stabmixer zubereitet werden.

9.2 Sommerlicher Melonen-Smoothie

92,5 Kcal | 360 kJ | 1,5 Eiweiß (g) | 0,5 Fett (g) | 19,5 KH (g) pro Glas

Zutaten (für ca. 2 Gläser):
- 1 mittelgroße Wassermelone
- einige frische Blätter Minze
- 1 halbe Flasche Sprudel
- Eis, kleingehackt

Zubereitung:
Höhlen Sie die Melone aus und geben Sie das Fruchtfleisch zusammen mit etwas frischer Minze in einen Mixer. Je nach Geschmack können Sie das Fruchtfleisch komplett flüssig mixen oder aber auch ein paar Stückchen drinnen lassen. Geben Sie etwas kleingehacktes Eis und Sprudel hinzu und lassen Sie den Mixer nur kurz pulsieren. Tipp: Da die Melone vor allem nur im Sommer erhältlich ist, sollten sie nicht auf Tiefkühlprodukte zurückgreifen, da sonst der intensive Geschmack verloren geht.

9.3 Ananas-Fitness-Shake

144,3 Kcal | 601,2 kJ | 6,6 Eiweiß (g) | 5,6 Fett (g) | 14,8 KH (g) pro Glas

Zutaten (für ca. 3 Gläser):
- ¼ frische Ananas oder 1 Dose(ungesüßt)
- 1 Esslöffel Zitronensaft
- 1 Becher Kefir - 500 ml
- etwas Süßstoff
- 1 EL Agavensirup

Zubereitung:
Würfeln Sie die Ananas in kleine Stückchen und pürieren Sie diese in einem Mixer. Fügen Sie den Zitronensaft und den Agavensirup (alternativ auch Honig oder Süßstoff) hinzu und mixen Sie erneut. Anschließend geben Sie den Kefir dazu und mixen das Ganze ein weiteres Mal. Für einen frischen und fitten Start in den Tag.

9.4 Apfel-Erdbeer-Smoothie

101,5 Kcal | 425,3 kJ | 1,6 Eiweiß (g) | 2,1 Fett (g) | 15,8 KH (g) pro Glas

Zutaten (für ca. 2 Gläser):
- 80 g Erdbeeren - 80g (4-5 Stück)
- 2 Äpfel
- 3 EL Joghurt, fettarm
- 1 TL Leinsamen
- Agavendicksaft (oder Stevia)
- Eiswürfel, kleingehackt

Zubereitung:
Waschen Sie die Früchte und schneiden Sie diese zunächst in kleine Stückchen. Geben Sie die Früchte zusammen mit dem Joghurt, den Leinsamen und den Eiswürfeln in den Mixer und schütteln es kräftig durch. Genießen Sie das Getränk am besten sofort, wenn es durch das Eis noch schön kalt ist. Schmecken Sie das Getränk mit Agavendicksaft (oder Stevia) ab.

9.5 Soja-Smoothie

185,5 Kcal | 777 kJ | 8,4 Eiweiß (g) | 8 Fett (g) | 19,2 KH (g) pro Glas

Zutaten (für ca. 2 Gläser):
- 250 g Himbeeren
- 1 ½ EL flüssiger Honig
- 2 EL Haferflocken
- 100 g griechischer Sahnejoghurt, 10 % Fett
- 300 ml Soja-Drink (oder fettarme Milch)
- Zimt

Zubereitung:
Waschen Sie zunächst die Beeren und geben Sie diese zusammen mit den anderen Zutaten in den Mixer (bzw. in eine Schüssel, falls Sie einen Stabmixer benutzen). Pürieren Sie die Zutaten und füllen Sie das fertige Getränk in ein Glas. Bestreuen Sie das Getränk mit Zimt.

9.6 Trinkmüsli mit Erdbeeren

68 Kcal | 284,2 kJ | 3,8 Eiweiß (g) | 1,2 Fett (g) | 10,1 KH (g) pro Glas

Zutaten (für ca. 2 Gläser):
- 10 reife Erdbeeren
- 2 EL Joghurt, 1,5 % Fett
- 150 ml Milch, 1,5 % Fett
- ½ TL Vanillezucker
- 2 EL Haferflocken

Zubereitung:
Waschen Sie die Erdbeeren und Schneiden Sie diese in kleine Stückchen. Geben Sie die Erdbeer-Stückchen zusammen mit den anderen Zutaten in einen Mixer und pürieren Sie alles. Servieren Sie das Getränk sofort. Bei diesem Rezept kann man im Winter durchaus auf Tiefkühlerdbeeren zurückgreifen.

9.7 Weißer Tee-Smothie

16,1 Kcal | 68,2 kJ | 1 Eiweiß (g) | 0,4 Fett (g) | 1,9 KH (g) pro Glas

Zutaten (für ca. 2 Gläser):
- 1 Beutel weißer Tee
- 1 kleine Cherimoya
- 50 g Joghurt, 0,3 % Fett
- ggf. flüssiger Süßstoff
- ½ kleine Karambole (Sternfrucht)
- Eiswürfel

Zubereitung:
Bereiten Sie mit einem Beutel weißen Tee und 150 ml Wasser den Tee zu und lassen Sie ihn für 30 Minuten abkühlen. Währenddessen, schälen, halbieren und entkernen Sie die Cherimoya und schneiden Sie diese anschließend klein. Geben Sie die kleingehackte Cherimoya zusammen mit dem Joghurt in ein hohes Gefäß. Schmecken Sie es mit Süßstoff ab. Anschließend waschen Sie die Karambole und schneiden sie in kleine Scheiben. Geben Sie den Tee und die Eiswürfel zum Joghurt mit der Cherimoya und mixen Sie die Zutaten schaumig auf. Füllen Sie das Getränk in ein Glas und garnieren Sie dieses mit den Karambolescheiben. Es schmeckt genauso gut, wie es aussieht.

9.8 Himbeer-Smoothie

113,1 Kcal | 263,5 kJ | 2,8 Eiweiß (g) | 1,8 Fett (g) | 6,45 KH (g) pro Glas

Zutaten (für ca. 2 Gläser):
- 100 g TK-Himbeeren
- 100 ml Kefir, fettarm
- 100 ml Wasser
- 3 ml Süßstoff
- 2 EL Zitronensaft

Zubereitung:
Die Himbeeren kurz unter kaltem Wasser waschen (falls gefroren vorher auftauen lassen) Geben Sie alle Zutaten in einen Mixer und mixen Sie diese zu einem leckeren Getränk. Schmecken Sie den Himbeer-Smoothie ab und verfeinern Sie ihn ggf. mit etwas mehr Süßstoff. Eine Alternative zu diesem leckeren Smoothie wären auch Blaubeeren.

9.9 Vitaler Spinat-Smoothie

66,9 Kcal | 225,2 kJ | 0,85 Eiweiß (g) | 0 Fett (g) | 15,2 KH (g) pro Glas

Zutaten (für ca. 2 Gläser):
- 2 Handvoll Babyspinat
- 1/2 Schlangengurke
- 1 Banane
- 1 reifer Pfirsich
- 150 ml Kokoswasser

Zubereitung:
Waschen und entkernen Sie den Pfirsich und schneiden Sie ihn in kleine Stückchen. Nun waschen Sie die Gurke, putzen den Spinat und geben alle Zutaten in den Mixer. Pürieren Sie alle Zutaten für ca. 20 Sekunden und genießen Sie diesen ungewöhnlich leckeren Smoothie.

9.10 Birnen-Avocado-Smoothie

98,9 Kcal | 413,2 kJ | 1,6 Eiweiß (g) | 3,7 Fett (g) | 12,4 KH (g) pro Glas

Zutaten (für ca. 2 Gläser):
- 2 Birnen
- 2 Apfelsinen, ausgepresst
- ½ Avocado
- 1 EL Zitronensaft

Zubereitung:
Geben Sie alle Zutaten in einen Mixer und mixen Sie diese für 10-20 Sekunden kräftig durch. Zusätzlicher Süßstoff ist bei diesem Smoothie nicht nötig, da die Birnen einen hohen Eigenzuckeranteil haben. Das perfekte Herbst-Getränk.

10. KH- Tabelle

Die folgende Kohlenhydrate-Tabelle zeigt die gängigsten Lebensmittel aus den Kategorien Obst, Gemüse, Fisch, Fleisch uvm. . Dabei handelt es sich um keine reine Low Carb Tabelle. Ich möchte Sie vielmehr dazu bewegen, ein Gefühl für kohlenhydrathaltige und kohlenhydratarme Lebensmittel zu entwickeln, damit sie besonders zu Beginn die richtigen Entscheidungen treffen.

Alle Angaben beziehen sich auf den Kohlenhydratanteil pro 100g.

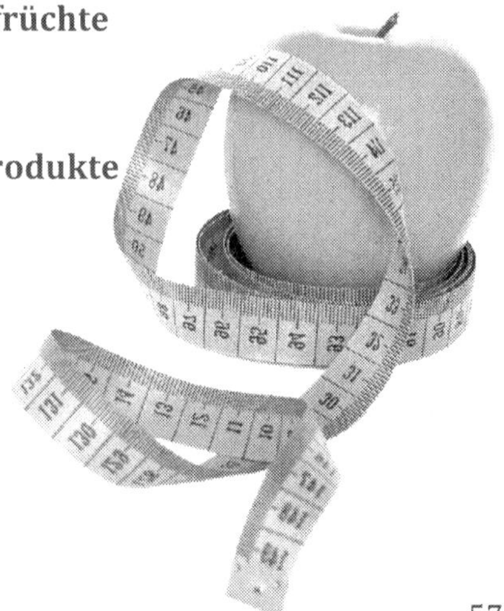

10.1 Gemüse

Spargel	2 g
Radieschen	2 g
Rettich	2 g
Gurke	2 g
Oliven	2 g
Weißkohl	4 g
Kohlrabi	4 g
Wirsing	4 g
Rosenkohl	3 g
Lauch	3 g
Porree	3 g
Rotkohl	3 g
grüne Bohnen	3 g
Schalotte	3 g
Paprika	3 g
Sauerkraut	2 g
Wildreis	73 g
Linsen	52 g
Limabohnen	45 g
Esskastanien	41 g
Kichererbsen	41 g
Weiße Bohnen	40 g

Kidney Bohnen	37 g
Rhabarber	1 g
Grünkohl	1 g
Salate, grün	1 g
Bambussprossen	<1 g
Mangold	<1 g
Champignons	<1 g
Spinat	<1 g
Avocado	<1 g
Natur-Basmatireis	76 g
Naturreis	73 g
Süßkartoffel	24 g
Yamswurzel	22 g
Kartoffel	15 g
Fenchel	3 g
Tomate	3 g
Artischocke	3 g
Aubergine	3 g
Brokkoli	3 g
Blumenkohl	2 g
Sellerie	2 g
Zucchini	2 g

10.2 Fleisch & Wurst

Wild	<1 g
Rind	<1 g
Ente	<1 g
Gans	<1 g
Rinderleber	6 g
Schwein, geräuchert, roh	<1 g
Ziege	<1 g
Frankfurter Würstchen	2 g
Rohwurst, geräuchert	<1 g
Gänseleber	5 g
Hase	<1 g
Huhn	<1 g
Kalb	1 g
Kalbsleber	5 g
Lamm	<1 g
Lammleber	3 g

10.3 Vollkorn

Roggen	61 g
Hafer	60 g
Pumpernickel	37 g
Buchweizen	71 g
Dinkel	70 g
Weizen	67 g
Kamut	67 g
Couscous	63 g
Quinoa	61 g

10.4 Getränke

Cola/Limonaden	12 g
Obstwein/Most	1 g
Portwein	14 g
Wein, durchschnittlich	4 g
Kaffee, ohne Zucker	1 g
Kaffee & Sahne 35% Fett	3 g
Tee, ungesüßt	1 g
Bier, hell	5 g
Bier, dunkel	6 g

10.5 Obst

Apfel, frisch	11 g
Mandarinen	10 g
Pflaumen	10 g
Heidelbeeren	6 g
Johannisbeeren	6 g
Banane, getrocknet	75 g
Datteln, getrocknet	65 g
Rosinen	64 g
Apfel, getrocknet	57 g
Feigen, getrocknet	54 g
Datteln, frisch	37 g
Banane, frisch	21 g
Granatapfel	17 g
Kaki	17 g
Mirabellen	16 g
Weintrauben	15 g
Kirschen	13 g
Nektarine	12 g
Zuckermelone	12 g
Physalis	6 g
Erdbeeren	5 g
Melone	5 g

Himbeeren	5 g
Papaya	2 g
Grapefruit	9 g
Guaven	9 g
Aprikosen	9 g
Stachelbeeren	9 g
Orange	8 g
Quitte	7 g
Brombeeren	6 g
Preiselbeeren	6 g
Feigen, frisch	13 g
Mango	13 g
Ananas	12 g
Birne	12 g
Honigmelone	12 g

10.6 Fette & Öle

Rinderschmalz	0 g
Hammelfett	0 g
Gänseschmalz	0 g
Kokosfett	<1 g
Butter	<1 g
Margarine	<1 g
Mayonaise	3 g
Pflanzenöle	0 g
Schweineschmalz	0 g

10.7 Pilze

Steinpilze	6 g
Steinpilze, getrocknet	52 g
Champignons	4 g
Pfifferlinge	4 g

10.8 Fisch & Meeresfrüchte

Miesmuscheln	2 g
Sardinen	<1 g
Schnecken	2 g
Zander	<1 g
Kaltwasserfische	<1 g

Aal, frisch	<1 g
Aal, geräuchert	<1 g
Austern	5 g
Garnelen	<1 g
Hummer	<1 g
Kaviar	3 g

10.9 Nüsse

Erdnüsse	21 g
Erdnussbutter	17 g
Haselnüsse	18 g
Kastanien	46 g
Kokosmilch	5 g
Mandeln	20 g
Paranüsse	11 g
Walnüsse	16 g
Kokosnüsse	79 g
Kokosnuss getrocknet	23 g

10.10 Eier

Hühnereier	<1 g
Eigelb	<1 g
Eiweiß	<1 g

10.11 Milch & Milchprodukte

Rahmkäse	2 g
Roquefortkäse	2 g
Schmelzkäse 45 % Fett	6 g
Molke	5 g
Quark, fett	4 g
Quark, mager	2 g
Schlagrahm 30% Fett	3 g
Joghurt	5
Kuhmilch, frisch	5 g
Schafmilch	5 g
Ziegenmilch	5 g
Buttermilch	4 g
Kondensmilch, gesüßt	54 g
Kondensmilch, ungesüßt	10 g
Camembert	2 g
Edamer	4 g
Emmentaler	4 g
Parmesan	3 g

11. Schlusswort

Low Carb ist eine wunderbare Möglichkeit um abzunehmen und vor allem dauerhaft schlank zu bleiben. Eine kohlenhydratarme Ernährung lässt nicht nur die Pfunde purzeln, sondern sorgt auch für ein besseres Wohlbefinden.

Nehmen Sie sich die Zeit und stellen Sie Ihre Ernährung Schritt für Schritt um. Egal ob Frühstück, Mittagessen, Abendessen oder Desserts – Die Kochbuch-Reihe *Rezepte ohne Kohlenhydrat* beinhaltet über 150 weitere Low Carb Rezepte und ist der ideale Wegbegleiter für Ihre Diät.

Noch nicht genug?

Ab sofort gibt es die komplette Serie *Rezepte ohne Kohlenhydrate* auch in einem Taschenbuch

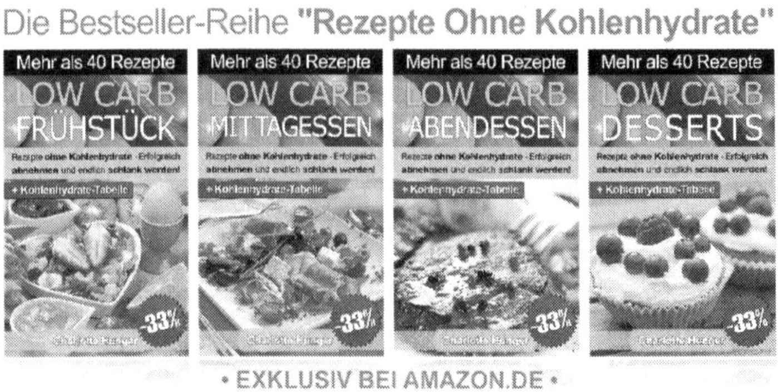

Diskutieren Sie jetzt auf Facebook mit Charlotte Hunger und anderen Lesern über Low Carb.

facebook.com/RezepteOhneKohlenhydrate

11.1 Hat Ihnen dieses Buch gefallen?

Meine Kochbuch-Reihe *Rezepte ohne Kohlenhydrate* befindet sich in ständiger Bearbeitung. Ich möchte meinen Lesern und Leserinnen auch zukünftig die besten Informationen, Tipps & Tricks und Rezepte zum Thema *Low Carb* bieten. Darum bitte ich Sie, sich 1-2 Minuten Zeit zu nehmen und auf Amazon.de eine kurze Rezension zu meinem Buch zu schreiben.

Was hat Ihnen besonders gut gefallen? Was wünschen Sie sich? Hat Ihnen mein Buch geholfen? Nur durch Ihre Meinung kann ich den Inhalt meines Buches verbessern, um auch zukünftig andere Menschen für Low Carb zu begeistern.

Amazon **Rezension schreiben** ☆☆☆☆☆

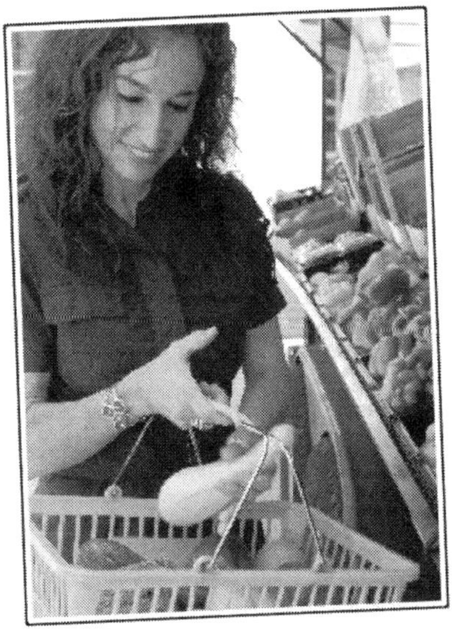

Ihre Charlotte Hunger

12. Angang, Impressum, Rechtliches

12.1 Über die Autorin Charlotte Hunger

Charlotte Hunger, 1976 in Heidelberg als Tochter eines Buchbinders und einer Hautärztin geboren, studierte Philosophie und Kunstgeschichte an der Universität zu Köln. Während ihres Studiums, entdeckte die damals 24-Jährige ihre Leidenschaft zu schreiben und publizierte in der regionalen, später dann auch in der nationalen Tagespresse.

Heute ist Charlotte Mutter, Tochter, Schwester, Ehefrau, Freundin, freiberufliche Autorin, Künstlerin und nicht zuletzt einfach nur Frau. Zusammen mit ihrem Mann und ihren zwei Töchtern, lebt sie heute in einem kleinen Häuschen am Stadtrand von Bochum.

Ihre erste selbst veröffentlichte Buch-Reihe "Rezepte ohne Kohlenhydrate" stürmte bereits in der ersten Woche die Top 100 Amazon- Charts und zählt damit zu einer der erfolgreichsten Serien im deutschsprachigen Raum.

Mit ihren positiven Erfahrungen, möchte Charlotte Hunger ihr Wissen mit anderen Menschen teilen und Sie ebenfalls für Low Carb begeistern.

12.2 Rechtliches

Alle Angaben und Informationen in diesem Buch wurden sorgfältig ausgearbeitet. Ich bin bemüht alle Inhalte ständig auf dem aktuellen Stand zu halten. Dennoch sind Fehler und Unklarheiten nicht ausgeschlossen, weshalb ich keine Garantie für die Richtigkeit, Aktualität, Qualität und Vollständigkeit meiner Inhalte geben kann.

Die Texte und Bilder in diesem Buch sind urheberrechtlich geschützt. Jegliche Veröffentlichung, ob gänzlich oder zu teil, ist streng untersagt und bedarf der ausdrücklichen Genehmigung des Herausgebers. Ein Verstoß hat rechtliche Konsequenzen.

12.3 Impressum

Charlotte Hunger wird herausgegeben von:

vera

S. Neumann
Brandströmstr. 21
45661 Recklinghausen
Germany

15469394R00049

Printed in Poland
by Amazon Fulfillment
Poland Sp. z o.o., Wrocław